INSTITUT DE FRANCE. — ACADÉMIE DES SCIENCES.

RÉSULTATS DE L'APPLICATION

DE LA

MÉTHODE POUR PRÉVENIR LA RAGE

APRÈS MORSURE,

PAR M. LOUIS PASTEUR,

SUIVIS DES

OBSERVATIONS DE MM. JURIEN DE LA GRAVIÈRE, VULPIAN ET DE FREYCINET.

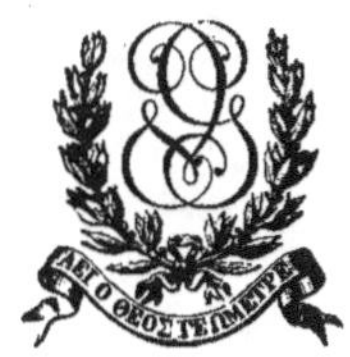

PARIS,

GAUTHIER-VILLARS, IMPRIMEUR-LIBRAIRE

DE L'ÉCOLE POLYTECHNIQUE, DU BUREAU DES LONGITUDES,

SUCCESSEUR DE MALLET-BACHELIER,

Quai des Augustins, 55.

—

1886

INSTITUT DE FRANCE.   ACADÉMIE DES SCIENCES.

RÉSULTATS DE L'APPLICATION

DE LA

MÉTHODE POUR PRÉVENIR LA RAGE

APRÈS MORSURE,

Par M. Louis PASTEUR,

SUIVIS DES

OBSERVATIONS DE MM. JURIEN DE LA GRAVIÈRE, VULPIAN ET DE FREYCINET.

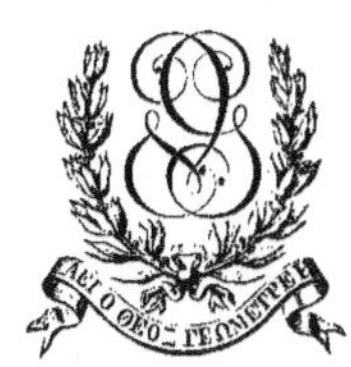

PARIS,

GAUTHIER-VILLARS, IMPRIMEUR-LIBRAIRE

DE L'ÉCOLE POLYTECHNIQUE, DU BUREAU DES LONGITUDES,

SUCCESSEUR DE MALLET-BACHELIER,

Quai des Augustins, 55.

1886

RÉSULTATS DE L'APPLICATION

DE LA

MÉTHODE POUR PRÉVENIR LA RAGE

APRÈS MORSURE.

« Le 26 octobre dernier, j'ai fait connaître à l'Académie une méthode pour prévenir la rage après morsure et les détails de son application à un jeune Alsacien, Joseph Meister, mordu gravement le 4 juillet précédent. Le chien était manifestement enragé, et une enquête récente, faite par les autorités allemandes, a de nouveau démontré que ce chien était en plein accès de rage au moment où il a mordu Meister. La santé de cet enfant est toujours parfaite. La morsure remonte à huit mois environ.

» Au moment même de la lecture de ma Note du 26 octobre, j'avais en traitement le jeune berger Jupille, mordu, autant et plus grièvement peut-être que Meister, le 14 octobre. La santé de Jupille ne laisse également rien à désirer. Sa morsure remonte à quatre mois et demi.

» A peine ces deux premières tentatives heureuses étaient-elles connues qu'un grand nombre de personnes, mordues par des chiens enragés, réclamèrent le traitement qui avait servi pour Meister et Jupille. Ce matin même, — ceci est écrit le jeudi 25 février — avec le Dr Grancher, dont le dévouement et le zèle sont au-dessus de tout éloge, nous avons commencé les inoculations préventives du 350e malade.

» Bien que mon laboratoire, consacré depuis plus de cinq années à l'étude de la rage, ait été un centre d'informations en tout ce qui concerne cette maladie, j'ai partagé, je l'avoue, la surprise générale en constatant un chiffre aussi élevé de personnes mordues par des chiens enragés. Cette ignorance tenait à plus d'une cause.

P.

» Aussi longtemps que la rage a été jugée incurable, on cherchait à éloigner de l'esprit des malades le nom même de cette maladie. Une personne était-elle mordue, chacun déclarait qu'elle l'avait été par un chien non enragé, quoique le rapport du vétérinaire ou du médecin affirmât le contraire, et le plus grand silence était recommandé sur l'accident. Au désir de ne pas effrayer la personne en danger, ses proches ajoutaient la peur de lui nuire. N'a-t-on pas été quelquefois jusqu'à refuser tout travail à des ouvriers qu'on savait avoir été mordus par un chien enragé? On se persuadait facilement qu'une personne mordue pourrait tout à coup devenir dangereuse, ce qui heureusement n'arrive pas. L'homme enragé n'est à craindre que dans la période des derniers accès du mal.

» Afin de bien convaincre les personnes prévenues, même celles qui pourraient être hostiles, j'ai pris la précaution de dresser des statistiques très sévères. J'ai eu soin d'exiger des certificats constatant l'état rabique du chien, certificats délivrés par des vétérinaires autorisés ou par des médecins. Cependant je n'ai pu me soustraire, dans quelques cas très rares, à l'obligation de traiter des personnes mordues par des chiens suspects de rage qui avaient disparu, parce que ces personnes, outre le danger possible de leurs morsures, vivaient sous l'empire de craintes capables d'altérer leur santé si nous leur avions refusé notre intervention.

» Je n'ai pas voulu traiter des personnes mordues dont les vêtements n'avaient pas été visiblement troués ou lacérés par les crocs de l'animal. Il est bien évident que, dans ce cas, nul danger n'est à craindre, parce que le virus n'a pu pénétrer dans les chairs, alors même qu'il puisse en résulter une plaie contuse, profonde et même saignante. Dans un certain nombre de cas suspects, l'état rabique du chien a été établi dans mon laboratoire même, à la suite d'inoculations à des lapins ou à des cobayes de la matière nerveuse prise sur le cadavre de l'animal.

» Je voudrais donner ici une idée assez exacte de la physionomie du traitement et de la nature des morsures, en citant dans leur ordre chronologique une des séries de personnes soumises au traitement. Comme il serait fastidieux d'énumérer les détails relatifs à 350 personnes, je choisirai plus particulièrement parmi les cent premières mordues et traitées. Celles-ci occupent l'intervalle de temps écoulé du 1er novembre au 15 décembre.

» Leur intérêt est très particulier. Elles se trouvent dès à présent en dehors de la période vraiment dangereuse.

» Si j'ouvre mon registre au chapitre de cette première centaine, je trouve dans un intervalle de dix jours la variété des cas suivants. Ils donneront à l'Académie l'idée d'un des défilés quotidiens qui se présentent au laboratoire chaque matin :

» *Étienne Roumier*, 48 ans, de la commune d'Ourouëre (Nièvre), mordu aux deux mains, le 4 novembre 1885, par un chien reconnu enragé, par M. Moreau vétérinaire. Aucune cautérisation ni pansement quelconque pendant vingt-quatre heures.

» *Chapot*, âgé de 43 ans et sa fille âgée de 14 ans, habitant Lyon, tous deux mordus à la main gauche, le 6 novembre 1885, la jeune fille bien plus gravement que son père. Les blessures ont été lavées à l'alcali volatil par un pharmacien. Chien reconnu rabique par l'École vétérinaire de Lyon.

» *François St-Martin*, âgé de 10 ans, de Tarbes, mordu au pouce droit, le vendredi 7 novembre, lavé à l'ammoniaque par un pharmacien. Chien reconnu enragé par M. Dupont, chef du service sanitaire des épizooties.

» *Marguerite Luzier*, âgée de 13 ans, de Fongrave (Haute-Garonne), mordue à la jambe par un chat enragé, le 11 novembre 1885. Cautérisation à l'acide phénique. L'étendue des morsures oblige de placer cette enfant à l'hôpital des enfants à cause des soins chirurgicaux que réclame son état.

» *Corbillon*, âgé de 27 ans, habitant La Neuville, près Clermont (Oise), mordu le 12 novembre 1885. Chien reconnu enragé par M. Chantareau, vétérinaire à Clermont. Cautérisé au fer rouge huit heures après l'accident.

» *Bouchet*, âgé de 5 ans et demi, habitant à la septième écluse du canal de Saint-Denis, mordu le 12 novembre à la main gauche et à la cuisse gauche. Vêtement de la cuisse déchiré. Chien reconnu enragé par M. Coret, vétérinaire à Aubervilliers. Cautérisé au fer rouge trois quarts d'heure après l'accident, par le D⁣ʳ Dumontel.

» *M*ᵐᵉ *Delcroix*, de Lille (Nord), mordue le 6 novembre au pied droit, cautérisée au fer rouge neuf heures après l'accident. Chien reconnu enragé par M. Frélier, vétérinaire à Lille.

» *Plantin*, habitant Étrung (Nord), mordu au commencement de novembre 1885 à la main droite; cautérisé quarante-huit heures après l'accident. Chien reconnu enragé par M. Éloire, vétérinaire à La Capelle (Aisne).

» *Jeanne Pazat*, âgée de 7 ans, de Mareuil (Dordogne), mordue le 12 novembre par un chien reconnu enragé par le D⁣ʳ de Pindray. Ne s'est présentée que quarante-huit heures après l'accident au D⁣ʳ de Pindray, qui a jugé, avec raison, qu'il n'y avait pas à pratiquer la cautérisation.

P.

» Mme *Achard*, de Saint-Étienne, mordue le 9 novembre au pied droit et le 12 novembre par le même chien à la main droite. Chien reconnu enragé par M. Charloy, vétérinaire à Saint-Étienne. Pas de cautérisation.

» Mme *Alphonsine Legrand*, de la commune de Baune, dans le département de l'Aisne. Mordue au menton le 6 novembre 1885. Chien reconnu enragé par M. Decarme, vétérinaire à Château-Thierry. Pas de cautérisation.

» *Antoine Cattier*, âgé de 43 ans, habitant 12, rue Hospitalière Saint-Gervais, à Paris, mordu à la main le 16 novembre. Cautérisé au fer rouge, seulement vingt heures après l'accident. Chien reconnu enragé par son maître; voix rabique caractéristique, refusant toute nourriture, mordillant et avalant du bois et autres objets.

» A Saint-Ouen, près Paris, sont mordus, le 15 novembre 1885, *Ternat, sa femme*, Mme *Delzors* et Mme *Dalibard*, tous quatre par un chien reconnu enragé de son vivant et après sa mort par le vétérinaire Sanfourche, de Saint-Ouen. Cautérisations insignifiantes ou tardives.

» Dr *John Hughes*, d'Oswestry (Angleterre), mordu le 13 novembre 1885. Deux blessures fortes à la lèvre inférieure. Aucune cautérisation. Chien reconnu enragé par le Docteur lui-même.

» *Veuve Faure*, du village de l'Alma, en Algérie, mordue à la jambe, le 1er septembre 1885 : vêtements déchirés par le même chien qui a mordu les quatre enfants dits *d'Algérie*, dont un est mort à l'hôpital de Mustapha, à Alger, deux mois après sa morsure. Description très soignée des symptômes rabiques chez cette enfant, par le Dr Moreau, d'Alger. Le traitement préventif a été appliqué aux trois autres au milieu de novembre.

» Mme *Gréteau*, de Bordeaux, mordue le 14 novembre à l'annulaire droit par deux morsures, l'une dans la pulpe de l'extrémité, l'autre dans l'ongle qui fut coupé vers son milieu. Chien reconnu enragé par le Dr Douand. Lavage des plaies à l'ammoniaque et cautérisation légère.

» *Voisenet* (*Noël*), de Semur (Côte-d'Or), 50 ans; mordu le 16 novembre aux deux jambes par une chienne reconnue enragée par M. Colas, vétérinaire. Cautérisation au fer rouge quatre heures seulement après l'accident.

» *Guichon*, de Bordeaux, 67 ans; mordu le 15 novembre à la main gauche par le chien qui a mordu Mme Gréteau dont il est parlé ci-dessus.

» *Halfacre* (*Walter*), de Londres, 28 ans; mordu à la main le 15 novembre, envoyé par le Dr Sir James Paget. Pas de cautérisation sérieuse.

Le frère d'Halfacre mourut de la rage, il y a cinq ans, à la suite d'une morsure à laquelle on n'avait donné aucune attention, tant elle avait paru insignifiante.

» *Calmeau*, de Vassy-lez-Avallon, mordu dans la nuit du 15 au 16 novembre, au ventre, à la cuisse, au genou, vêtements et chemise en lambeaux. Pas de cautérisation quelconque. Chienne reconnue enragée par le vétérinaire de Semur, M. Colas. C'est la même chienne qui a mordu Voisenet (Noël) dont il est question ci-dessus.

Lorda (Jean), âgé de 36 ans, demeurant à Lasse (Basses-Pyrénées). L'observation de ce sujet est des plus intéressantes. Mordu le 25 octobre 1885, Lorda n'est arrivé à mon laboratoire que le 21 novembre, le vingt-septième jour après sa morsure. Le jour où il fut mordu, sept porcs et deux vaches le furent également et par le même chien. Or les neuf animaux sont morts de la rage, les porcs après une courte durée d'incubation de quinze jours à trois semaines. C'est après la mort par rage de ces porcs que Lorda, effrayé, partit pour Paris. La première vache mourut trente-quatre jours après sa morsure; la seconde, cinquante-deux jours après. Je dois le détail de ces faits si curieux à M. Inda, vétérinaire habile de Saint-Palais. Une observation de son Rapport ne doit pas être omise : c'est qu'aussitôt après leurs morsures, les vaches avaient été cautérisées profondément au fer rouge, ce détail est souligné par M. Inda. J'ai eu des preuves assez nombreuses de l'inefficacité des cautérisations, dans certains cas, de celles mêmes faites au fer rouge et sans retard. La santé de Lorda est toujours parfaite. Son traitement a été terminé le 28 novembre dernier.

» Telle est l'énumération, dans l'ordre chronologique de leur arrivée à mon laboratoire, de vingt-cinq personnes mordues comprises dans une période de dix jours. Toutes les autres périodes de dix jours offrent une énumération dont le récit n'apprendrait rien de plus que celle-ci, quoique, dans chacune d'elles, on puisse rencontrer un ou plusieurs cas de morsures non moins intéressants que celui de Lorda. Afin d'abréger, je ne citerai qu'un seul de ces cas, et je le choisis de préférence à d'autres parce qu'il m'a causé de vives craintes. Il est relatif à un jeune garçon de huit ans, nommé Jullion, habitant Charonne, rue de Vignolles, n° 6, mordu le 30 novembre. Cet enfant, voyant le chien venir à lui, se mit à crier. A ce moment la mâchoire inférieure du chien entre dans la bouche ouverte de l'enfant. Un croc coupe la lèvre supérieure et pénètre profondément au fond du palais, tandis qu'un des crocs de la mâchoire supérieure, restée hors de la bouche de l'enfant, pénétrait entre l'œil droit et le nez. Aucune cautérisation n'était possible. Le chien qui a mordu Jullion a été reconnu enragé par M. Guillemard, vétérinaire, rue de Citeaux, 37, à Paris.

» Je pourrais extraire de la série des personnes traitées beaucoup d'autres cas de morsures au visage et à la tête sans cautérisation quelconque.

» Pour une seule personne, le traitement a été inefficace; elle a succombé à la rage, après avoir subi ce traitement. C'est la jeune Louise Pelletier. Cette enfant, âgée de dix ans, mordue le 3 octobre 1885 à la Varenne-Saint-Hilaire, par un gros chien de montagne, m'a été amenée le 9 novembre suivant, le trente-septième jour seulement après ses blessures, blessures profondes au creux de l'aisselle et à la tête. La morsure à la tête avait été si grave et d'une si grande étendue, que, malgré des soins médicaux continus, elle était très purulente et sanguinolente, le 9 novembre. Elle avait une étendue de o^m,12 à o^m,15 et le cuir chevelu se soulevait encore en un endroit. Cette plaie m'inspira de cruelles inquiétudes. Je priai le Dr Vulpian de venir en constater l'état. J'aurais dû, dans l'intérêt scientifique de la méthode, refuser de soigner cette enfant arrivée si tard, dans des conditions exceptionnellement graves; mais, par un sentiment d'humanité et en face des angoisses des parents, je me serais reproché de ne pas tout tenter.

» Des symptômes avant-coureurs de l'hydrophobie se manifestèrent le 27 novembre, onze jours seulement après la fin du traitement. Ils devinrent plus manifestes le 1er décembre au matin. La mort survint, avec les symptômes rabiques les plus accusés, dans la soirée du 3 décembre.

» Une grave question se présentait. Quel virus rabique avait amené la mort? Celui de la morsure du chien ou celui des inoculations préventives? Il me fut facile de le déterminer. Vingt-quatre heures après la mort de Louise Pelletier, avec l'autorisation de ses parents et du Préfet de police, le crâne fut trépané dans la région de la blessure, et une petite quantité de la matière cérébrale fut aspirée, puis inoculée par la méthode de la trépanation à deux lapins. Ces deux lapins furent pris de rage paralytique dix-huit jours après, et tous les deux au même moment. Après la mort de ces lapins, leur moelle allongée fut inoculée à de nouveaux lapins, qui prirent la rage après une durée d'incubation de quinze jours. Ces résultats expérimentaux suffisent pour démontrer que le virus qui a fait mourir la jeune Pelletier

était le virus du chien par lequel elle avait été mordue. Si la mort avait
été due aux effets du virus des inoculations préventives, la durée de l'inoculation de la rage à la suite de cette seconde inoculation à des lapins
aurait été de sept jours, au plus. Cela résulte des explications de ma précé-
dente Note à l'Académie.

» Si le traitement préventif n'a jamais amené de résultats fâcheux, dans
350 cas, pas un phlegmon, pas un abcès, un peu de rougeur œdéma-
teuse seulement à la suite des dernières inoculations, peut-on dire qu'il a
été réellement efficace pour prévenir la rage après morsure? Pour le très
grand nombre de personnes déjà traitées, l'une depuis huit mois (Joseph
Meister), la seconde, depuis plus de quatre mois (Jean-Baptiste Jupille),
et pour la plupart des 350 autres, on peut affirmer que la nouvelle méthode a fait ses preuves.

» Son efficacité peut se déduire surtout de la connaissance des
moyennes des cas de rage après morsure rabique. Les Ouvrages de médecine humaine et de médecine vétérinaire fournissent, à cet égard, des indi-
cations peu concordantes, ce qui se comprend aisément si l'on se reporte
à ce que je disais tout à l'heure, du silence gardé très souvent par les fa-
milles et par les médecins sur l'existence des morsures par chiens enragés,
et même sur la nature de la mort, désignée, parfois sciemment, sous le
nom de *méningite,* quand on sait bien qu'elle est due à la rage.

» On comprendra mieux la difficulté d'établir de bonnes statistiques
par le fait suivant : le 14 juillet 1885, cinq personnes ont été mordues suc-
cessivement par un chien enragé, sur la route de Pantin. Toutes ces personnes sont mortes de la rage. M. le Dr Dujardin-Beaumetz a fait connaître
au Conseil de salubrité de la Seine, par ordre de M. le Préfet de Police, les
noms, les circonstances des morsures et de la mort de ces cinq personnes.
Qu'une telle série entre dans une statistique, la proportion des morts aux
cas de morsure s'élèvera. Elle serait diminuée par une série semblable où,
au contraire, sur cinq personnes mordues, il n'y aurait pas eu une seule
mort.

» J'aurais plus de confiance dans les statistiques suivantes : M. Leblanc,
savant vétérinaire, Membre de l'Académie de Médecine, qui a longtemps
dirigé le service sanitaire de la Préfecture de Police de la Seine, a eu
l'obligeance de me remettre un document précieux sur le sujet dont je
parle. C'est un relevé officiel fait par lui-même sur les Rapports des Com-
missaires de police, ou d'après des renseignements de vétérinaires diri-

geant des hôpitaux de chiens. Ce document comprend six années. Il porte :

» Qu'en 1878, dans le département de la Seine, sur 103 personnes mordues, il y a eu 24 morts par rage ;

» Qu'en 1879, sur 76 personnes mordues, il y a eu 12 morts par rage ;

» Qu'en 1880, sur 68 personnes mordues, il y a eu 5 morts par rage ;

» Qu'en 1881, sur 156 personnes mordues, il y a eu 23 morts par rage ;

» Qu'en 1882, sur 67 personnes mordues, il y a eu 11 morts par rage ;

» Enfin, qu'en 1883, sur 45 personnes mordues, il y a eu 6 morts par rage.

» Les nombres qui précèdent donnent, en moyenne, 1 mort par rage sur 6 mordus environ.

» Mais, pour apprécier l'efficacité de la méthode de la prophylaxie de la rage, il reste une seconde question non moins capitale que celle de la moyenne des cas de morts par rage à la suite des morsures rabiques. C'est la question de savoir si nous sommes suffisamment éloignés de l'instant des morsures chez les personnes déjà traitées pour ne plus craindre qu'elles prennent la rage. En d'autres termes, dans quel délai la rage après morsure rabique fait-elle explosion ?

» Les statistiques établissent que c'est surtout dans les deux mois, c'est-à-dire dans les quarante à soixante jours, qui suivent les morsures, que la rage se manifeste. Or, sur les personnes de tout âge et de tout sexe déjà traitées par la nouvelle méthode, 100 ont été mordues avant le 15 décembre, c'est-à-dire depuis plus de deux mois et demi. La seconde centaine a plus de six semaines et deux mois de morsure. Pour les 150 autres personnes traitées ou en traitement tout se passe jusqu'à présent comme pour les 200 premières.

» On voit, en s'appuyant sur les statistiques les plus rigoureuses, quel nombre élevé de personnes ont été déjà soustraites à la mort.

» La prophylaxie de la rage après morsure est fondée.

» Il y a lieu de créer un établissement vaccinal contre la rage.

M. le Président se lève et adresse à M. Pasteur les paroles suivantes :

« Mon cher et éminent Confrère,

» Je tromperais certainement l'attente de l'Académie, si je ne vous transmettais pas ses remercîments. Vous avez bien raison de nous associer à vos glorieuses et pacifiques conquêtes, car nous en sommes plus fiers que vous ne consentirez jamais à l'être vous-même. Je n'en dirai pas davantage : si je me laissais aller à exprimer toute l'admiration, toute la reconnaissance que nous inspirent vos travaux, on pourrait croire que je veux m'attribuer le droit de parler, non plus au nom de l'Académie, mais au nom de l'humanité tout entière. »

Remarques de M. VULPIAN, *à propos de la Communication de* M. Pasteur.

« Lorsque M. Pasteur fit devant l'Académie sa première Communication sur le traitement préventif de la rage, je crus pouvoir dire que, d'après ce que j'avais vu dans le Laboratoire de l'École Normale, ce traitement me paraissait devoir réussir à coup sûr, toutes les fois qu'il serait mis en pratique dans toute sa teneur et peu de temps après la morsure. Ce que je disais alors s'est pleinement réalisé, ainsi que l'Académie vient de l'apprendre de la bouche même de M. Pasteur. Le traitement préventif de la rage est donc d'une efficacité certaine, et notre illustre Confrère vient d'ajouter un titre de plus à ceux qu'il s'est déjà acquis à la reconnaissance universelle. Je ne puis pas oublier que je parle devant lui : dans ces conditions, il m'est impossible de dire tout ce que je pense de ses admirables découvertes.

» Je prends la parole, surtout pour demander à M. Pasteur quelques éclaircissements sur la dernière phrase de sa Communication. Il nous a parlé de la fondation d'un établissement de vaccine contre la rage. Cette fondation est-elle décidée? C'est une création qui s'impose. Maintenant que le traitement préventif de M. Pasteur a fait ses preuves, de façon à dissiper tous les doutes, le nombre des personnes qui viendront de tous les points de la France et de l'étranger se faire soigner à Paris va s'accroître notablement. Il est nécessaire, et il en sera ainsi pendant longtemps encore, que ce traitement soit fait à Paris, sous la surveillance de notre Confrère. Or, il est impossible que les choses restent en l'état où elles sont actuellement, c'est-à-dire que M. Pasteur soit obligé, pour tous les indigents, de s'occuper de leur assurer des moyens d'existence pendant la durée du traitement; il faut que le Laboratoire de l'École Normale ne soit pas encombré chaque jour par les nombreuses personnes mordues, qui viennent se faire vacciner contre la rage, etc. On ne remédiera à cet état de choses qu'en créant un établissement spécial, à proximité du local où seront préparés les agents préservatifs. M. Pasteur pourrait-il nous dire s'il existe des projets relatifs à l'institution si urgente d'un établissement de ce genre?

Réponse de M. **Pasteur.**

« Je m'empresse de remercier M. le Président et notre Confrère M. Vulpian de leurs appréciations si indulgentes et de l'occasion qu'ils veulent bien m'offrir, de dire ce que je pense d'un établissement vaccinal contre la rage. Au début de l'application de la méthode, je pensais qu'il serait indispensable de subir les inoculations préventives très peu de temps après les morsures. Lorsque le maire de Villers-Farlay (Jura) me pria d'appliquer au courageux berger Jupille le traitement qu'on pouvait déjà considérer avoir réussi pour Meister, je lui répondis qu'entre les deux sujets existait une différence essentielle, dont je ne pouvais prévoir l'influence sur le résultat du traitement. Pour Meister, soixante heures seulement s'étaient écoulées entre l'instant des morsures et le traitement; pour Jupille, au contraire, six jours pleins; je rappelle cette circonstance, afin de montrer ce que je pensais, au début des inoculations préventives.

» Depuis ces deux premiers inoculés, d'après les conseils des Dʳˢ Vulpian et Grancher, comprenant bien que je ne pouvais exclure personne, il m'est arrivé de traiter une foule de mordus, après un long intervalle de temps. Or, jusqu'à présent, en laissant de côté le malheur arrivé à la petite Louise Pelletier, aucun accident ne s'est produit. Il semble que le traitement puisse être efficace à quelque moment qu'il intervienne, tant que les symptômes aigus de la rage n'ont pas éclaté.

» Il est donc certain que, pour la France, un seul établissement peut suffire. J'ajoute que je ne suis pas moins convaincu que l'établissement de Paris pourrait recevoir, en temps utile, toutes les personnes qui auraient été mordues en Europe. Nous avons reçu nombre de malades venant de la Russie, de l'Angleterre, de l'Allemagne, de la Hongrie, de l'Italie, de l'Espagne, beaucoup même de l'Amérique du Nord. Pour l'Amérique du Sud, le Chili, le Brésil, l'Australie..., il faudra évidemment former, dans l'établissement de Paris, de jeunes savants qui iront porter la méthode dans ces lointains pays. On pourrait faire de même assurément pour les diverses contrées d'Europe, mais je répète que cela n'est point nécessaire. La garantie du succès des opérations sera, en outre, d'autant plus grande qu'il y aura moins d'opérateurs. Quant à la dépense de voyage et de séjour des indigents jusqu'à Paris, elle sera toujours plus faible que celle des sommes engagées dans un établissement dont le personnel, nécessairement très choisi, coûtera fort cher, surtout si l'on considère la continuité obligée du travail et la responsabilité encourue.

» Dans ces diverses occurrences, faut-il réclamer le concours de l'État ou de la Ville de Paris, pour une installation complète? Je ne le pense pas, excepté peut-être pour une concession de terrains ou une indemnité annuelle. Dans tous les cas, l'établissement de Paris sera, au début et pour quelques années, un établissement international, et il est juste peut-être que les étrangers participent aux frais de l'établissement français.

» Déjà une somme de 6000^{fr} et une autre somme de 40 000^{fr} m'ont été adressées par M. Boinod, exécuteur testamentaire de Mme Dagnan, et par M. le comte de Laubespin. Je leur offre ici l'hommage public de ma gratitude.

» Le Gouvernement, dont l'Académie a le bonheur de posséder le plus éminent de ses représentants, voudra sans doute prêter son appui moral à la souscription dont je parle, dont le succès serait dès lors tout à fait assuré. »

M. DE FREYCINET demande la parole, et s'exprime comme il suit :

« MONSIEUR LE PRÉSIDENT,

» Je ne crois pas trop m'avancer en donnant à l'Académie l'assurance que le Gouvernement s'associera avec empressement à l'œuvre si grandiose et si humaine que poursuit M. Pasteur. »

M. BERTRAND propose qu'une Commission soit chargée d'aviser aux mesures à prendre pour hâter, autant que possible, la réalisation des vœux exprimés par M. Vulpian et par M. Pasteur.

Extrait des *Comptes rendus des séances de l'Académie des Sciences*, t. CII; séance du 1er mars 1886.

GAUTHIER-VILLARS, IMPRIMEUR-LIBRAIRE DES COMPTES RENDUS DES SÉANCES DE L'ACADÉMIE DES SCIENCES.
(1791)
Paris. — Quai des Augustins, 55.

www.ingramcontent.com/pod-product-compliance
Lightning Source LLC
LaVergne TN
LVHW010807180726
843502LV00011B/4390